TRAITÉ

SUR LA

MORVE CHRONIQUE

DES CHEVAUX.

IMPRIMERIE DE MOQUET ET COMP., RUE DE LA HARPE 9[illegible]

TRAITÉ

SUR LA

MORVE CHRONIQUE

DES CHEVAUX,

CONSIDÉRÉE

DANS SA NATURE, SON SIÉGE, SES CAUSES SPÉCIALES DANS L'ARMÉE ET SON TRAITEMENT,

PAR M. SAGE,

VÉTÉRINAIRE DU HARAS-ROYAL DE ROSIÈRES-AUX-SALINES (MEURTHE), EX-RÉPÉTITEUR A L'ÉCOLE VÉTÉRINAIRE DE LYON.

PRIX : 1 FR. 50 C.

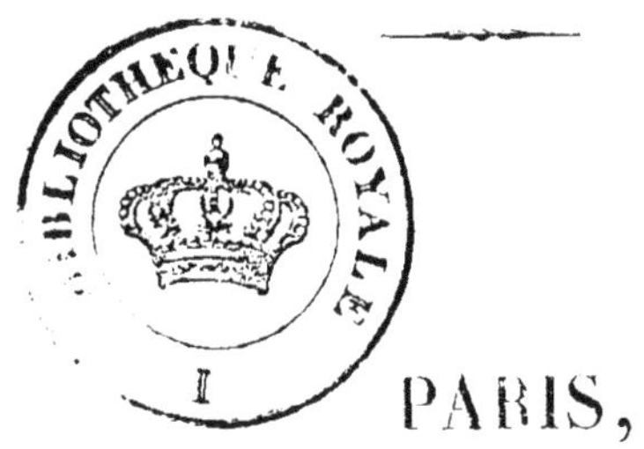

PARIS,

CHEZ J.-B. BAILLIÈRE,

LIBRAIRE DE L'ACADÉMIE ROYALE DE MÉDECINE,

RUE DE L'ÉCOLE-DE-MÉDECINE, N. 17.

A LONDRES MÊME MAISON, 219, REGENT STREET.

1838

INTRODUCTION.

En proposant ma méthode de traitement de la morve chronique du cheval, j'ai l'honneur de prévenir que je n'ai point entendu présenter sous ce rapport, un remède universel, applicable à tous les cas, ni susceptible de ne point subir de modifications, en raison des diverses exigences souvent commandées dans les différentes phases de cette affection.

Elle ne saurait, par exemple, être d'un grand secours aux animaux chez lesquels la maladie a atteint son plus haut degré d'intensité (la phthisie), cas toujours mortel. Personne n'ignore qu'une affection de ce genre, parvenue à cet état de gravité, ne présente plus de curabilité possible.

Elle ne pourrait non plus être avantageusement employée pour les animaux qui déjà auraient subi l'action du traitement de M. Galy, ou tout autre analogue. Je considère ces malades, dont l'organisme doit être profondément altéré, comme tout-à-fait hors de cause, et ce, par des motifs que je signalerai plus loin.

La méthode que je viens soumettre ne peut et ne doit avoir de portée réellement positive que sur les chevaux chez lesquels la maladie commence à se développer, avant d'attendre qu'elle ait fait de trop grands ravages; parce que, prise ainsi presqu'à son début, il est bien plus aisé d'en prévenir toutes les conséquences : et la chose est d'autant plus facile à exécuter dans l'armée, qu'il est passé à cet effet, dans tous les régiments, des visites sanitaires hebdomadaires, ordonnées par les réglements militaires.

Sur ce pied, il y aura un bénéfice énorme pour l'État; tandis qu'il en sera tout autrement, si pour la combattre on attend le développement complet de tous les phénomènes qui caractérisent l'état avancé de cette maladie.

Ainsi ce n'est que sur ceux-ci, qui offrent encore tout espoir de guérison, que les expériences devront être faites d'après cette méthode, et l'on verra par les moyens et les réflexions qu'elle contient, qu'elle renferme les indications certaines de la guérir, ainsi que celles qui sont les plus capables de la prévenir.

En outre de mon défaut de style, que je supplie mes lecteurs de vouloir bien me pardonner, ils voudront bien encore ne pas faire attention à quelques répétitions que je n'ai pu éviter, ou qui m'ont paru nécessaires.

Neuf chapitres formeront l'ensemble de cet ouvrage.

Le premier comprendra quelques considérations générales sur les divers traitements employés encore aujourd'hui contre cette maladie.

Le second aura pour objet la description des symptômes positifs qui lui sont propres, et qui ne permettent pas de la confondre avec d'autres affections qui pourraient parfois la simuler au premier aspect.

Le troisième déterminera sa nature.

Le quatrième désignera son siége.

Le cinquième traitera de sa propriété non contagieuse.

Le sixième de sa propriété héréditaire.

Le septième des expériences faites par divers moyens.

Le huitième signalera ses causes spéciales dans l'armée.

Le neuvième indiquera son traitement curatif, suivi des moyens les plus propres à la prévenir.

CHAPITRE PREMIER.

CONSIDÉRATIONS GÉNÉRALES.

Tous les vétérinaires connaissent la morve, ses symptômes et ses causes nombreuses; mais bien peu sont encore basés sur sa nature, son siége, ses causes spéciales dans l'armée et son traitement.

Comme ces quatre points, essentiels pour parvenir à la détruire, sont depuis plusieurs siècles l'objet de recherches actives et d'une question de la plus haute importance, je me bornerai simplement à les décrire séparément, sans entrer dans tous les autres détails historiques relatifs à une maladie malheureusement trop connue par sa fatale célébrité : or je serai très-concis.

Mais, avant d'aller plus loin, qu'il me soit permis en passant d'esquisser rapidement sans remonter à des temps reculés, les divers modes de traitements employés de nos jours et encore au moment même, tous jusqu'à présent généralement infructueux.

1° Ceux qui tiennent le premier rang eu égard

à leur importance, vu le grand nombre d'animaux, sont sans contredit ceux suivis dans tous les temps dans presque tous les corps de cavalerie, où dès l'instant qu'un ou plusieurs chevaux sont considérés morveux, ils sont aussitôt envoyés à l'infirmerie qui leur est destinée, et y sont immédiatement soumis, 1° à des saignées copieuses d'autant plus funestes aux malades, qu'en diminuant la ration de foin, on leur supprime encore l'avoine pour lui substituer le son; 2° à l'action des exutoires de toute espèce; 3° à celle tout aussi variée suivant les idées que chacun a pu s'en faire, tantôt des purgatifs, des diurétiques énergiques, de la fleur de soufre à haute dose; tantôt à celle des mercuriaux, des antimoniaux, à des injections, dans les narines, de dissolutions de différentes substances susceptibles de pouvoir cicatriser les chancres de la pituitaire, parfois même à des opérations douloureuses et inutiles; ils y restent ainsi sous l'influence de ces divers moyens incohérents, quatre, cinq, six mois, quelquefois plus longtemps, dévorés par un feu qu'on attise innocemment, croyant toujours bien faire, et sont enfin déclarés incurables et abattus comme tels.

Dans certains corps de cavalerie, la chose est plus tôt faite : tout cheval soupçonné-morveux est tout bonnement mis à part et au son, et sans subir aucune espèce de traitement, y reste plus ou moins long-temps jusqu'à ce qu'il ennuie ou embarrasse, pour faire place à d'autres qui, comme lui, n'en sortent à leur tour que pour aller à l'abattage. Tel est le sort commun qui leur est jusqu'ici réservé et qu'il est simple et facile de faire cesser.

2° Les vétérinaires civils, obligés la plupart de remplir de nombreuses et pénibles clientèles, ne s'en occupent que fortuitement; ils ne sont tout au plus appelés que pour reconnaître et constater l'existence de la maladie; encore n'est-ce que pour faire abattre des animaux souvent précieux, qu'on pourrait avec des soins bien entendus, du temps et de la persévérance, rendre à l'agriculture, au commerce, au luxe, etc., etc.

3° Vient ensuite une ancienne méthode que, comme beaucoup d'autres, j'ai suivie plusieurs fois, pour l'abandonner ensuite tout-à-fait : celle de M. le professeur Collaine qui, ignorant alors sans en douter un instant, la nature et le siége de la maladie qu'il combattait, chercha à porter sur le tube gastro-intestinal l'irritation fixée sur la pituitaire, les systèmes pulmonaire et glandulaire, par l'emploi intérieur de la fleur de soufre à haute dose, sans se douter que par les effets de ce moyen violent, il ne lui restait plus ni probabilité, ni possibilité aucune de la détruire après l'avoir provoquée à un degré si élevé.

Ce traitement ainsi que les précédents ont constamment provoqué des désordres graves toujours funestes aux sujets, comme l'ont fort bien prouvé les expériences tentées dans les écoles vétérinaires, ainsi que celles d'un grand nombre de praticiens éclairés.

Ce savant professeur du reste eût infiniment mieux fait de s'en tenir, et d'insister plus longtemps sur le principe de son traitement, au lieu d'y ajouter, par un mémoire pompeux qu'aucun fait de guérison positive n'appuyait, le second paragraphe de son traitement pernicieux.

Il aurait évité, depuis bien des années, de grandes pertes à l'État.

4° Arrive enfin M. Galy, dont le procédé n'a point produit de résultats plus heureux qui, attribuant les causes spéciales de la morve à la nature des différents sels faisant partie intégrante des végétaux préposés à la nourriture du cheval, prétendait par des calculs de chimie naturellement fort incertains dans cette hypothèse, en neutraliser la présence et en détruire les effets, comptant pouvoir à sa guise diviser, décomposer, séparer les unes des autres leurs molécules constituantes et conduire son médicament partout sans avarie aucune : on est forcé d'avouer franchement que cette prétention était une chimère; l'œil le plus clairvoyant ne pouvant pénétrer, et par conséquent pas comprendre un tel travail dans le corps d'un cheval vivant qui, au fait n'est ni un laboratoire de chimie manuelle, ni un alambic pharmaceutique.

J'ignore si M. Galy qui avait désigné cette maladie sous le nom d'affection calcaire, possédait des connaissances médicales. Comme pharmacien ou chimiste, il pouvait avoir quelque espèce de raison par la forme; mais comme médecin il avait positivement tort par le fond. Le temps et les résultats l'ont suffisamment prouvé.

Qu'a-t-on donc obtenu de tous ces divers traitements? que nous en est-il resté?

Les stigmates de pertes énormes.

Ainsi, après avoir parcouru à peu prés en général tout ce qui s'est fait de nos jours et ce qui se fait encore aujourd'hui à cet égard, je demande si ce sont là des moyens raisonnés à opposer à une affection de cette nature?

Non certes et non sans doute; mais tant que les vétérinaires français et étrangers, considéreront la morve chronique comme une affection locale, n'importe où et comment, tant qu'ils ne porteront point leur vue sur un point plus élevé, plus naturel et plus vrai, on ne sortira jamais de l'ornière où en est encore sur ce point la médecine vétérinaire; cette maladie sera toujours l'écueil formidable devant qui elle sera condamnée à échouer, comme l'ont fait depuis des siècles tant de moyens différents, et la science ne fera pas un pas vers l'amélioration.

CHAPITRE SECOND.

SYMPTÔMES PROPRES A LA MORVE CHRONIQUE.

Les symptômes qui caractérisent la morve dite chronique, sont : 1° un engorgement des ganglions lymphatiques sous-maxillaires, d'un côté ou de l'autre, rarement des deux en principe, constamment durs et distincts les uns des autres, devenant toujours plus profonds, comme s'ils cherchaient à se retirer sur eux-mêmes, en se rapprochant du maxillaire avec lequel ils ont l'air de vouloir contracter adhérence, et n'offrant par leur froideur et leur indolence aucun des signes qui caractérisent la tendance à l'abcédation.

2° Écoulement d'une matière séro-muqueuse en principe, le plus ordinairement par un seul naseau, rarement par les deux à la fois dans le début, de couleur d'abord verdâtre, puis jaunâtre, enfin d'un blanc grisâtre, quelquefois parsemé de stries sanguinolentes, devenant toujours plus abondante, plus gluante, plus épaisse et acquérant dans peu un tel état de viscosité qu'elle adhère bientôt opiniâtrément aux bords des naseaux, se desséchant et se durcissant assez promptement sur ces parties, et répandant enfin une odeur repoussante particulière à cette affection, qu'aucune autre maladie ne représente et que le praticien seul qui en a l'habitude peut reconnaître à l'instant même.

3° Rougeur quelquefois assez vive de la pituitaire, mais devenant bientôt pâle, blafarde, s'infiltrant et s'épaississant progressivement; donnant lieu à un enchifrènement remarquable, apparition successive sur sa surface de chancres quelquefois milliaires et assez rapprochés, mais le plus souvent écartés et distincts les uns des autres, variant en grandeur, en étendue, en nombre et en profondeur, à bords irréguliers et boursoufflés; les yeux sont chassieux, le regard terne, le poil brillant, la peau sèche, les extrémités ordinairement froides.

L'animal vigoureux conserve encore quelque temps son énergie; il mange et travaille comme à son ordinaire et n'a l'air d'en souffrir qu'à la longue. L'œil observateur peut seul s'apercevoir de l'amaigrissement gradué des animaux qui, à la vérité arrive lentement, mais qui va toujours croissant. En dernière analyse, il survient pour l'ordinaire au bas des membres postérieurs des engorgements froids et œdémateux, les membres antérieurs montrent quelquefois vers les genoux de semblables engorgements; arrivent enfin des douleurs dans les articulations, qui donnent lieu à des claudications dont le siége n'est pas toujours facile à découvrir.

Qu'on veuille bien noter que tous ces phénomènes successifs se présentent sans fièvre appréciable; car si ce prélude a jamais existé, il a constamment échappé à l'observation des praticiens; ce qui n'a jamais lieu dans toutes les autres affections connues, avec lesquelles on craindrait de la confondre au premier coup d'œil.

Mais il ne s'agit pas pour décéler la morve chez le cheval militaire, d'attendre le complément de tous ces phénomènes successifs ; quand on peut être assuré de sa préexistence, lorsque l'engorgement des glandes lymphatiques se présente avec les caractères qui lui sont propres et que l'écoulement facile à distinguer de tous les autres par sa nature et son facies, suit de près l'engorgement glanduleux; c'est alors qu'il faut se hâter d'agir sans plus attendre, parce que les animaux sont déjà depuis fort long-temps sous cette influence maladive.

Sans parler de la morve aiguë, qui a ses symptômes et son cachet à part, il est encore une autre variété de morve connue sous le nom de morve sèche. Celle-ci beaucoup plus rare que la première, peut souvent exister fort long-temps avant que l'on s'en aperçoive. Elle débute par l'ulcération de la pituitaire, quelquefois d'un côté seulement, parfois même des deux en même temps; puis arrive, mais bien tard, l'engorgement des glandes et enfin le jetage, par un ou les deux côtés à la fois, avec pâleur profonde de cette membrane, comme des muqueuses en général; enfin les animaux maigrissent assez promptement et arrivent plus tôt au marasme. Cette variété de morve, heureusement assez rare, est d'autant plus grave qu'elle a pu, par son existence long-temps occulte, donner lieu à de profondes lésions et à des désorganisations incurables.

CHAPITRE TROISIÈME.

NATURE DE LA MORVE CHRONIQUE.

Depuis 1812, je m'attachai sérieusement à suivre de près cette maladie désastreuse. Je ne négligeai aucune occasion de me procurer de temps à autre des chevaux morveux, partout où il me fut possible de le faire, tant pour l'étudier profondément sous tous ses aspects, que pour tenter de la combattre par tous les moyens connus des diverses époques.

J'employai long-temps avec une patience et une persévérance qui tenaient de l'opiniâtreté, tous les médicaments préconisés et connus jusqu'alors. Eh bien ! je l'avoue franchement, n'en connaissant pas la nature, j'ai toujours échoué après bien des dépenses et du temps perdu; car sur quarante-deux chevaux morveux, soumis à divers traitements, même pendant long-temps, dans ma première série d'expériences, je n'ai pu parvenir à la guérison d'un seul.

Obligé de les faire abattre, en désespoir de cause,

j'ai pû examiner avec soin tous les désordres qu'elle pouvait produire, afin de pouvoir parvenir à décéler sa véritable nature.

Ce fût donc après m'être rendu un compte fidèle de toutes mes observations, tant pendant la durée de la maladie que du caractère particulier des lésions morbides tracées sur les cadavres, que, ne voyant dans les cadres nosologiques de la médecine vétérinaire, aucune autre maladie décrite, qui eût avec elle le moindre rapport, je fus tout naturellement conduit à la comparer avec le scrofule de l'homme, n'importe le point que la nature se fût choisi pour émonctoire; tant je trouvai de ressemblance entr'elles, soit dans l'état des systèmes muqueux et lymphatique nasal, soit dans celui du système glandulaire, soit dans la marche lente et destructive de ces deux affections, soit dans les causes générales et particulières, soit enfin par leur mode de terminaison et leurs lésions identiques à l'ouverture des cadavres, lorsque dans les deux espèces, ces deux affections se trouvent abandonnées aux seuls efforts de la nature.

Je conçus dès lors, que ce ne pouvait être une maladie locale, et qu'elle devait nécessairement prendre son origine ailleurs que dans l'irritation locale, l'épaississement et l'ulcération de la membrane pituitaire, ainsi que des vaisseaux lymphatiques qui y aboutissent, plus haut que dans l'engorgement, l'indolence, l'induration et l'adhérence des glandes lymphatiques, sous-maxillaires, et autres corps de même nature ailleurs placés, plus haut encore que dans l'altération tuberculeuse des poumons, les divers engorgements, les douleurs et les claudications momentanées et souvent constantes des membres.

Tout cela bien réfléchi ne peut être en résultat que des conséquences , des effets d'une affection plus grave et plus éminemment placée ; mais ne saurait jamais être pour moi la chose elle-même : et je suis d'autant plus fondé dans ce que j'avance, qu'elle offre, comme le scofule humain, ses variétés tant dans le principe du développement de ses symptômes, que dans sa marche, que dans la gravité des lésions morbides imprimées sur les cadavres : car on voit des chevaux morveux glandés, et jetant seulement d'un côté, tantôt à droite, tantôt à gauche , et sans chancres ; d'autres glandés et jetant des deux côtés sans chancres encore ; d'autres jetant par un ou les deux côtés avec glandes et chancres , soit d'un côté ou de l'autre, quelquefois avec glandes et chancres des deux côtés en même temps ; d'autres enfin d'abord sans glandage ni jetage aucun, mais chancrés ou d'un côté ou de l'autre, quelquefois avec glandes et chancres des deux côtés à la fois ; état qui est plus tard suivi de glandage et enfin de jetage, soit d'un côté ou de l'autre, parfois même des deux côtés à la fois.

Qu'on explique si l'on peut et comme on l'entendra cette anomalie des symptômes d'une seule et même affection; mais il n'en restera pas moins constant, qu'il est bien positif que ces variétés existent et qu'elles sont connues de tout le monde.

On sent fort bien, d'après cet exposé, que les trois périodes qu'on a de tous les temps accordées à cette maladie, sont plutôt fictives que constantes et régulières, sa marche étant nécessairement variable, par une foule de motifs encore bien connus.

Solleysel est le premier hippiatre français qui l'ait ainsi considérée; et malgré l'absurde exposé de ses idées comme de ses détails à cet égard, dont le temps et la science ont depuis long-temps fait justice, on aurait mieux fait sans doute, au lieu de ridiculiser ce qu'il en disait de mauvais, de chercher à tirer avantageusement parti de ce qu'il en avait dit de vrai.

De nos jours encore, certain professeur vétérinaire de la plus haute distinction, par ses connaissances approfondies en matières hippatriques (1), et plus heureusement doté que Solleysel pour expérimenter dans tous les sens, a savamment partagé et adopté cette opinion sur la nature de cette affection, la seule qu'on puisse désormais lui attribuer.

Ainsi, arrivés au point où nous en sommes, vu les symptômes de la maladie, et l'état des lésions morbides après la mort des animaux, vu qu'il

(1) M. Dupuy.

n'existe aucun rapport entr'elles et toutes les autres maladies connues et déjà décrites, et qu'il est positif qu'il existe une identité remarquable entre elle et certaines affections scrofuleuses de l'espèce humaine; vu sa transmission par hérédité et non par contagion; vu que les mêmes causes qui produisent le scrofule chez l'homme provoquent la morve chronique du cheval; vu que les mêmes moyens à l'aide desquels on parvient à guérir certains états scrofuleux chez l'espèce humaine, obtiennent également la guérison de la morve chronique du cheval: il est temps d'en finir avec les mots et les phrases qui ne conduisent à rien moins qu'à faire perdre un temps qu'on pourrait plus avantageusement employer à l'avancement de la science, et se rendre enfin à l'évidence.

Or, je tranche la question : non, cette maladie n'a point d'autre nature que celle que je viens d'indiquer. La morve chronique du cheval est un véritable état scrofuleux chez cette espèce d'animaux.

CHAPITRE QUATRIÈME.

SIÉGE DE LA MORVE CHRONIQUE.

Toutes considérations prises, je portai dès cet instant mes regards et toutes mes pensées vers les sources de la vie; c'est-à-dire vers le sang et sa constitution, le jugeant, avec fondement, lui seul malade et vicié, appauvri en principe, tant par l'effet et le résultat de mauvaises hématoses, que par le concours réuni d'une foule de causes débilitantes, position inséparable de l'état où se trouve constamment réduit le cheval militaire.

Je résolus alors de tenter de nouvelles expériences, basées sur un nouveau pied, en explorant l'état du sang que je devais désormais prendre pour guide.

Le sang, après sa sortie de la jugulaire, met plus ou moins de temps pour se coaguler et varie, comme on le sait, en proportion dans les deux caillots diversement colorés, soit que la saignée soit vive ou lente, soit par rapport à la température, soit par rapport à la grandeur, à la forme, à la matière même qui compose le vase qui le reçoit, soit à cause de l'état récent ou ancien de la maladie, de l'âge, du tempérament, de la force, et de la faiblesse des sujets.

Mais toujours est-il vrai que, mettant à part le temps plus ou moins long qu'il faut au sang pour se coaguler, d'après ce que je viens d'en dire, le sang chez les chevaux morveux se trouve dans des proportions physiques, grandement étrangères à celles qui caractérisent un sang généreux, sain et véritablement nourricier.

Chez tous les sujets en général, il y a une prédominance énorme du caillot blanc sur le rouge. Le premier reste même plusieurs jours après la sortie du vaisseau, constamment ferme, solide et comme carnifié; le second, au contraire, paraît privé de toute consistance, s'élave enfin et finit par se décomposer tout-à-fait, de manière à ne laisser sur le sol d'autres traces que celles de sa partie colorante; un tel sang est sans doute bien de nature à entraîner une lente et certaine destruction; le sang généreux ne présente certainement pas une semblable constitution.

J'ai, du reste, remarqué de semblables phénomènes dans les affections farcineuses intenses, que je considère comme une des variétés de cette maladie; car on les voit souvent régner alternativement et consécutivement l'une après l'autre indistinctement, quelquefois même toutes deux en même temps, n'importe laquelle des deux se soit montrée la première.

Quoi qu'il en soit, je laisse à de plus érudits que moi, sur cette question majeure, le soin de fixer les propositions respectives des principes élémentaires de ce fluide, tant dans l'état de santé, que dans les diverses positions maladives, et de désigner dans ces divers états ceux de ces principes qui ne se trouvent plus en proportion ni en rapport avec les autres bases. Pour moi, avouant ici mon impuissance sur ce point, et ne pouvant me baser que sur les résultats et les faits produits par mes expériences, je me crois néanmoins fondé à avancer, que le sang des chevaux morveux est dans un véritable état d'appauvrissement, puisqu'au moyen d'une nourriture confortable et abondante, jointe au traitement que je viens soumettre au jugement de la commission, les animaux, entourés d'ailleurs de tous les soins que l'hygiène peut fournir, se dégagent peu-à-peu de cette faiblesse générale inhérente à cette affection et qui les attérait, reprennent progressivement et sensiblement de l'embonpoint, et sont enfin ramenés par ces simples moyens à l'état complet de la santé.

Ainsi, j'avance avec certitude de connaissance, que le siége primitivement et constamment essentiel de la morve chronique, gît dans le sang, dont la constitution, appauvrie par la longanimité et l'impression profonde des causes qui ont amené cet état, donne lieu aux conséquences qui nous occupent ici.

Car quel autre élément vital que le sang serait capable de produire et d'entretenir de semblables désordres ? Il n'en existe pas.

CHAPITRE CINQUIÈME.

PROPRIÉTÉ NON CONTAGIEUSE DE LA MORVE CHRONIQUE.

L'histoire de la contagion de la morve, si généralement et si profondément accréditée, et qui effraie encore aujourd'hui beaucoup de personnes, remonte à une époque reculée.

On a pris jusqu'à présent, pour s'en préserver, des précautions de tous genres, presque toujours inutiles, souvent même ridicules. On lui a presque partout attribué cette propriété qui, au fait, serait grandement funeste si elle existait, par la seule et niaise raison que plusieurs chevaux vivant et habitant ensemble en étaient successivement atteints, les uns plus tôt, les autres plus tard.

Mais n'était-il pas plus simple, plus juste et plus vrai, de réfléchir et de convenir qu'il devait tout naturellement en être ainsi, parce qu'ils étaient tous à la fois et en même temps, sous l'influence générale et particulière des mêmes causes prédisposantes, provocatrices et déterminantes, dont l'action, pour être imprimée, devait varier suivant le tempérament, l'âge, la force ou la faiblesse des sujets, comme aussi en raison du temps plus ou moins long où les animaux se trouvaient sous ces mêmes causes, et qu'elles avaient agi plus ou moins profondément plutôt sur les uns que sur les autres ?

1° Pour mon compte, j'affirme que pendant plusieurs années et à différentes époques, j'ai placé nombre de chevaux sains parmi plusieurs chevaux morveux à des états diversement avancés, sans qu'aucun ait jamais manifesté le plus léger signe de cette affection.

En 1836 encore, j'ai laissé pendant six mois entiers, un cheval morveux en traitement, qui du reste a parfaitement guéri, entre vingt-huit chevaux sains ; même résultat.

En 1836, j'ai laissé, du consentement même du propriétaire, deux chevaux morveux qui n'ont été guéris qu'au bout de huit mois, pêle-mêle entre trente-deux chevaux sains ; même résultat.

En 1836, un autre cheval de réforme, morveux, qui a été guéri au bout de neuf mois de traitement, n'a cessé d'habiter, manger et travailler avec dix-huit chevaux sains ; même résultat.

En 1837, une jument morveuse depuis peu de temps, mise en traitement et guérie au bout de quatre mois, fut encore laissée, dans l'écurie d'un cultivateur, entre vingt-cinq chevaux sains; même résultat.

En 1837, un cheval morveux depuis peu, mis en traitement, et guéri au bout de sept mois, fut encore laissé dans une écurie pendant tout ce temps, avec vingt-huit chevaux de la même ferme; même résultat.

En 1837, deux chevaux morveux depuis environ trois mois, guéris au bout de dix mois de traitement, restèrent constamment entre vingt-six chevaux sains; même résultat.

Si elle était réellement contagieuse, un moyen sans doute bien direct de la transmettre, serait celui de la copulation.

Le chapitre suivant contient à cet égard des observations intéressantes et vraies, qui jetteront un grand jour sur ce point important de la médecine vétérinaire, concernant cette maladie.

Beaucoup d'autres personnes, qui, comme moi, ont fait de semblables remarques, des expériences tout exprès, et recueilli de nombreuses observations, sont bien pleinement convaincues de sa non-contagion, et partageront sans doute entièrement le vœu que je vais exprimer ici: c'est qu'à mon avis tout cheval reconnu et déclaré morveux ne devrait jamais et dans aucun cas être abattu pour cette cause.

Or, en définitive j'affirme et je soutiens qu'il n'y a ni contact médiat ni immédiat, qui puisse produire cette maladie, puisqu'ici il ne s'agit point de virus. Cet agent provocateur n'existe pas dans la morve chronique.

CHAPITRE SIXIÈME.

PROPRIÉTÉ HÉRÉDITAIRE DE LA MORVE CHRONIQUE.

Certains vétérinaires de nos jours ont ridiculement contesté l'existence du scrofule chez les grands animaux domestiques, et ne croient par conséquent pas à la funeste propriété de l'hérédité des principes prédisposants à la morve chronique du cheval, qui n'en est qu'une nuance, une variété.

Si j'avais à m'entretenir de quelque autre espèce d'animaux, il me serait bien facile de convaincre ces hommes légers qui se prononcent hardiment et si vite; qui, aussi peu observateurs que praticiens, n'ont d'autre talent méritoire que celui de faire de la médecine de cabinet, qu'on ne voudrait et ne pourrait appliquer.

J'ai cependant recueilli sur ces faits, dans ma longue pratique, quelques observations qui méritent confiance et attention.

Première observation.

En 1829, un roulier qui avait un fort cheval de limon, de race percheronne, morveux depuis longtemps, vint un jour me consulter sur le choix qu'il devait faire parmi les étalons du dépôt royal d'étalons d'Aurillac, auquel j'étais alors attaché, pour faire saillir trois juments qu'il possédait. Je lui dis qu'ayant chez lui un cheval morveux, il ne lui serait certainement pas donné d'étalons pour ses juments. Il me fit observer fort judicieusement qu'il ne croyait pas que la morve se communiquât aussi facilement qu'on le disait généralement, puisqu'il n'avait jamais séparé son limonier, quoique morveux de longue date, de ses autres chevaux, et que depuis environ deux ans que ses chevaux travaillaient, habitaient et mangeaient ensemble, aucun n'avait encore manifesté le moindre signe de cette maladie; et qu'au demeurant il les ferait saillir par lui. Il le fit en effet. La plus âgée ne retint pas ; les deux autres lui donnèrent deux poulains qui naquirent glandés. L'un fut atteint au bout d'une vingtaine de jours d'un écoulement par les deux naseaux, d'une matière blanchâtre filante qui dura près de deux mois, et qui se termina avec des soins ; mais il demeura toujours glandé, eut de temps à autre des engorgements œdémateux aux membres postérieurs, et quoique provenant de parents robustes et de taille élevée, il resta petit, chétif, toussait presque toujours, et arrivé à l'âge de quatre ans, il avait l'air si étiolé que, n'étant propre à aucun service, il fut vendu à vil prix. Quelque temps après il me fut amené, affecté de farcin et dans un état de maigreur effroyable.

L'autre, quoique assez fortement glandé, ne fut point atteint de jetage mais d'une toux faible et presque à demeure, resta rabougri, délicat, maigre, fut atteint d'ophthalmie périodique, perdit la vue et mourut à l'âge de quatre ans et demie de la phthisie pulmonaire, malgré tous les soins qui lui furent donnés. Qu'on remarque bien qu'aucune de ces trois juments n'a jamais montré le mondre signe de la morve.

Deuxième observation.

Une jument grise ardennaise, appartenant à un marchand de chevaux, morveuse depuis plus d'un an, mit bas un poulain glandé en naissant qui, au bout de deux mois fut atteint de jetage par les deux naseaux, d'une matière blanchâtre, visqueuse.

La pituitaire était pâle, mais sans chancres; et ce poulain mal soigné du reste, abandonné avec sa mère dans les pacages à toutes les intempéries de l'arrière saison et dans un climat brusquement changeant, mourut avec tous les caractères de la phthisie pulmonaire, à l'âge de sept à huit mois.

Troisième observation.

Chez un propriétaire qui depuis long-temps se livre à élever des chevaux, se trouvait une jument qu'il appelait Corinne, affectée d'une toux sèche et d'une maigreur remarquable, toux qui avait résisté à tous les traitements ; elle était d'ailleurs sujette à de fréquentes et violentes coliques sans cause appréciable, et mourut en 1831 complètement phthisique. Elle avait mis bas en 1827, une pouliche que son maître nomma Coralie. Celle-ci, livrée à la reproduction, douée d'une constitution frêle et délicate, toussait beaucoup, donna trois produits qui comme elle ne valant pas grand chose, furent ainsi qu'elle vendus à vil prix.

Corinne avait encore donné en 1828 et 1829, deux autres produits qui, pour des motifs analogues furent aussi vendus. Mais en 1830, elle donna une pouliche qui pendant long-temps a eu des engorgements œdémateux aux membres postérieurs, qui avaient résisté à divers traitements, pour céder enfin plus tard aux frictions de pommade hydriodique.

Celle-ci, livrée à la reproduction, donna en 1835, un poulain qui, quoique très chétif, fut atteint à l'âge d'un an, sans cause connue, de claudication intermittente, suivie longtemps après d'un gonflement osseux sur tout le pourtour du genou gauche, à tel point que cette articulation s'enkylosa, malgré l'application du feu à plusieurs reprises.

La même jument mit bas en 1837 une pouliche

qui, à l'âge de quatre mois, fut atteinte d'un farcin si intense qu'elle mourut dans un état complet de pourriture et de décomposition générales.

La même jument mit bas en 1838 une pouliche glandée en naissant, qui, à l'âge d'un mois, boite subitement d'un membre postérieur. Le lendemain on remarque un engorgement froid sur le boulet postérieur droit, qui disparaît après quelques frictions spiritueuses. Huit jours après être guéri, l'animal boite de nouveau et montre un engorgement chaud et très-douloureux sur toute la cuisse droite, s'étendant jusqu'en avant des mamelles, qui est bientôt suivi d'apparition de boutons farineux profonds et d'une traînée farineuse s'étendant jusqu'à l'ombilic.

Ces deux jeunes animaux n'avaient cependant encore communiqué qu'avec leur mère ; ils n'avaient pu, par conséquent, contracter cette affection par contagion : ils portaient donc en naissant le germe de cette maladie.

Qu'on rétorque, s'il est possible, cette série d'observations sur une seule et même famille de valétudinaires, dont les deux derniers membres ont eu le farcin peu de temps après leur naissance, sans avoir eu encore à cette époque d'autre société que celle de leur mère.

Les faits sont là, et les preuves faciles à émettre.

En 1836, un propriétaire du département de la Meurthe me présente une jument morveuse depuis peu de temps, environ quatre mois d'après sa déclaration ; elle fut mise en traitement pendant longtemps, et a fini par guérir quoiqu'elle ne fût pas toujours très bien soignée par son maître. Elle mit bas en 1837 une pouliche glandée presque aussitôt après sa naissance. Un an après, son maître s'aperçoit que la pouliche jette par un naseau, mais il n'en fait aucun cas vu la gaîté de ce jeune animal; quelques jours après, l'examinant plus attentivement, il aperçoit des chancres sur la pituitaire. Je suis appelé pour constater son état, et lui donner les soins que sa position réclamait. Qu'on remarque bien qu'à cette époque sa mère était guérie depuis environ six mois. La maladie, chez ce jeune animal, est parvenue à son plus haut point d'intensité.

En 1837, un autre propriétaire du même département, me présente trois animaux venant de deux juments différentes et mortes de la phthisie pulmonaire, suite de morve. Le premier, âgé de trois ans, affecté de morve sèche, étique, ne me permit pas de lui adapter aucun traitement, vu son état avancé, et je lui conseillai au propriétaire de l'abattre pour économiser du moins la nourriture, attendu qu'il était perdu sans ressource. Il n'en fit rien, et l'animal mourut au bout de quatre mois dans l'état complet de morve terminée par la phthisie tuberculeuse pulmonaire.

Le second, âgé de 2 ans, avait la morve chronique bien caractérisée et bien avancée.

Le troisième, âgé d'un an, affecté depuis longtemps de morve sèche, a présenté plus tard le glandage, et enfin le jetage, et se trouve en ce moment même dans un état de dépérissement remarquable, ne recevant aucun des soins que sa position réclamait. Cette affection, chez lui comme chez son frère, se trouve abandonnée aux seuls efforts de la nature. Leur maître ne voulant faire pour eux aucune dépense : au fait, je ne l'y ai pas engagé.

CHAPITRE SEPTIÈME.

EXPÉRIENCES FAITES SUR LA MORVE CHRONIQUE.

Première Série.

1° Six chevaux mis successivement et à différentes époques au traitement indiqué par M. Collaine, sont morts alternativement des suites de violentes gastro-entérites par l'effet de ce médicament énergique. (La fleur de soufre à haute dose).

2° Quatre chevaux soumis au traitement indiqué par M. le professeur Gohier, furent abattus en désespoir de cause, après un long traitement.

3° Quatre chevaux traités par l'emploi intérieur du muriate de mercure sur-oxigéné, administré dans un opiat mucilagineux depuis la dose d'un gramme jusqu'à celle de six grammes, furent après un fort long traitement abattus encore.

4° Huit chevaux mis au vert pendant deux mois, mais retirés vu l'état aggravé des symptômes, pour être mis à l'administration intérieure du sulfure d'antimoine, à la dose d'un hectogramme par jour, en laissant deux jours d'intervalle par huitaine, furent encore abattus.

5° Six chevaux soumis à l'administration intérieure du muriate de baryte, depuis la dose de cinq à neuf grammes, dans l'eau distillée, arrivèrent bientôt à un tel état de marasme, que je fus contraint de les faire promptement abattre.

6° Cinq chevaux mis à l'emploi intérieur du carbonate de potasse, depuis la dose de trois à six décagrammes, dans des infusions aromatiques, sans présenter d'amélioration, furent encore abattus.

7° Quatre chevaux auxquels j'administrai le carbonate de soude, depuis la dose de trois jusqu'à cinq décagrammes, en opiat, furent abattus, ne pouvant encore guérir.

8° Cinq chevaux dont deux soumis encore au traitement de M. Collaine, périrent comme les premiers d'une entérite aiguë et très-prononcée.

Les trois autres auxquels je fis prendre le borate sur-saturé de soude, depuis la dose d'un à deux décagrammes, ne pouvant non plus guérir, furent enfin abattus à leur tour.

Tous ces animaux recevaient régulièrement deux fumigations émollientes sous les naseaux tous les jours, une friction d'onguent mercuriel double sur les glandes, deux lavements mucilagineux, et étaient à un régime délayant, comme il était prescrit.

Exposé général des lésions organiques après la mort.

Outre les animaux dont il vient d'être fait mention, j'en ai ouvert un fort grand nombre abattus pour cette cause.

1° Sur tous ces sujets, les chancres primitivement développés sur la pituitaire, ont été constamment observés sur le trajet des vaisseaux limphatiques et près de leurs divers ganglions plus ou moins volumineux ou engorgés. Ils étaient parfaitement reconnaissables des chancres plus éloignés de ces deux centres, qu'ils étaient plus profonds et plus évasés, que les bords étaient plus durs, plus irréguliers et plus proéminents, qu'ils offraient en tout l'aspect de leur ancienneté, et que la perforation de la cloison nasale, lorsqu'elle avait lieu, se faisait toujours remarquer sur le voisinage de ce système de circulation qui, en définitive, paraissait être leur centre d'alimentation. Sur quelques-uns les cornets du nez étaient cariés.

2° La pituitaire était elle-même d'autant plus infiltrée et épaissie, que la maladie paraissait plus ancienne, et que la matière contenue dans les sinus frontaux et maxiliaires présentait des nuances variées relatives à l'état du sujet et aux diverses phases de la maladie.

Sur trois sujets seulement j'ai rencontré des vomiques en suppuration, toujours sur le poumon gauche.

Sur quelques vieux chevaux morveux depuis fort longtemps j'ai trouvé quelques tubercules pulmonaires, mais ces dernières lésions sont souvent d'autant moins importantes à considérer, que beaucoup de chevaux sains et bien-portants, succombant à une mort violente en portent aussi ; du reste, dans la majorité des chevaux morveux que j'ai fait abattre, j'en ai toujours rencontrés en plus ou moins grande quantité.

3° J'ai remarqué, dans tous les cas, un engorgement notable des vaisseaux et des ganglions sympathiques en général, qu'on ne rencontre dans aucune situation maladive autre que le farcin.

2e *Série d'expériences.*

Ce fut à cette époque que, convaincu de l'insuffisance de tant de moyens différents, et vu l'état des cadavres, mes réflexions me portèrent à la considérer comme une situation maladive du sang, causée par son état d'appauvrissement.

C'est de là que date la mise en action du traitement que je viens présenter et au moyen duquel je suis parvenu avec bien du temps et de la persévérance, à obtenir la guérison d'une certaine quantité de chevaux morveux.

Pour ne pas entrer dans des détails ennuyeux et des répétitions a peu près conformes, je me bornerai à citer le nombre d'animaux traités et guéris par le traitement qui fait l'objet du dernier chapitre de cet ouvrage.

Vingt-huit chevaux ont été, à des années différentes, soumis à l'exploration de cette nouvelle méthode. Sur ce nombre, vingt-deux ont été complètement guéris. Un seul sur ceux-ci, a rechuté au bout d'un mois; mais remis en traitement il a été guéri un mois et demi après et radicalement. Les six autres ont succombé à l'ancienneté de la maladie et au mauvais état où ils se trouvaient, lorsque je les mis en traitement.

CHAPITRE HUITIÈME.

CAUSES SPÉCIALES DE LA MORVE CHRONIQUE CHEZ LES CHEVAUX DE TROUPES.

Il est sans exemple, je crois, que la morve ait jamais été produite par une cause unique et de courte durée; elle ne peut résulter que du concours de plusieurs causes réunies, ayant agi longtemps et simultanément sur les animaux. Ainsi, abstraction faite de toutes celles que l'on sait frapper le cheval militaire à la guerre, abstraction faite encore de la position de certaines localités où la constitution atmosphérique est froide et humide à la fois, condition propre à prêter singulièrement à la provocation comme au développement de cette maladie; celles qui pendant la paix la provoqueront toujours, si l'on ne s'empresse d'y remédier, sont à n'en pas douter un instant: dans les habitations, le régime, le travail et les soins.

Je dis dans les habitations : parce que quelque vastes et étendues que soient d'ailleurs les écuries des divers quartiers de cavalerie, elles deviennent infiniment insalubres, dès l'instant qu'on y réunit une trop grande quantité d'animaux et dans les proportions numériques actuelles, pour y séjourner d'ordinaire vingt à vingt-deux heures, sur vingt-quatre. Il résulte de cet encombrement malheureux, des émanations délétères; l'air se vicie, se corrompt peu-à-peu, et ce même air corrompu et vicié, respiré et absorbé par les animaux pendant un temps aussi long, porte ses premiers et funestes effets dans le sein même du poumon, centre de la transformation du sang veineux en sang artériel.

Mais ce n'est point d'abord sur le tissu organique de ce viscère, que l'action de ce mauvais air se fait particulièrement sentir; c'est directement sur le sang qui y arrive et en part constamment, qu'il imprime sa profonde et désorganisante action.

Comment est il possible en effet, que l'hématose soit bonne, si l'air ne peut fournir les éléments voulus à sa saine confection? Cet air surchargé de gaz hétérogènes à sa nature, tant par les principes gazeux émanés de la respiration d'un grand nombre d'individus rassemblés dans un espace trop rétréci, que par les miasmes qui se dégagent à chaque instant des urines et des excréments, se trouve dans des proportions constituantes tout-à-fait différentes de celles qui doivent composer un air sain et vital.

Ne présentant plus dès lors au sang veineux, les éléments dont celui-ci a si essentiellement besoin pour sa transformation en sang artériel, il se détériore peu-à-peu, s'appauvrit enfin, et cet état d'appauvrissement gradué et long-temps prolongé, amène bientôt tous les désordres qui nous occupent ici.

Aussi, lorsque les premiers symptômes de la morve se manifestent sur les chevaux de troupes surtout, l'on peut rester bien convaincu que depuis long-temps chez eux le sang ne se trouve plus dans son état normal. L'expérience l'a constaté par de nombreux essais.

Or, je soutiens avec la plus profonde conviction, que là gît la prèmière et la plus prépondérante de toutes les cause de la morve.

Ainsi les chevaux militaires vivant habituellement dans une atmosphère viciée, subissent dans cette position de choses, le sort commun des prisonniers ; l'étiolage et tout ce qui s'ensuit.

Si l'on joint à ce fâcheux état les effets du travail irrégulier et presque toujours par accoup, le pansement mal combiné de la main avec la trop médiocre et surtout mauvaise nourriture, on ne sera plus étonné que la morve ait choisi pour repaire les écuries de la cavalerie, plutôt que celles des cultivateurs et des particuliers, qui sont loin d'être aussi bien et aussi souvent balayées; mais les animaux qu'on y loge ne font presque en général que d'y coucher seulement, et du matin au soir, ils vivent constamment en plein air.

Si l'on veut considérer encore, d'un autre côté, que ceux-ci consomment les meilleurs fourrages de la ferme ou du pays, lorsque leurs maîtres vont avec leurs plus mauvaises denrées, approvisionner les magasins militaires.

Ce que j'avance ici, est de notoriété publique.

Au reste, quel que soit le sol sur lequel la morve exerce ses ravages, si l'on veut réfléchir mûrement aux causes qui l'ont produite, on les trouvera constamment dans la classe de celles qui sont de nature à débiliter lentement et profondément l'organisme général.

C'est ici la position particulière et de tous les instants, où se trouvent réduits les chevaux de troupes. Ainsi, il est tout naturel qu'en détruisant ses causes, on préviendra facilement et nécessairement le développement de cette meurtrière et hideuse affection.

CHAPITRE NEUVIÈME.

TRAITEMENT CURATIF DE LA MORVE CHRONIQUE.

Bien convaincu, comme tout le monde, que le sang est le père nourricier de toutes les parties constituantes du corps, qu'il n'est point sans lui d'existence possible, qu'il porte dans son sein tous les éléments réparateurs de la vie, comme aussi ceux de sa destruction, lorsque par des causes quelconques il sort de son état normal, privé des principes généreux qui le caractérisent, qu'il est bien positif que la morve chronique du cheval est produite par un état d'appauvrissement de ce fluide ; son traitement simple, peu dispendieux et de facile application, n'est ni difficile à trouver, ni difficile à comprendre.

Ainsi, pour triompher de cette maladie, il s'agit d'opérer sur l'économie animale, un changement, à la vérité difficile et long à obtenir, mais qui en définitive n'est point impossible. Tous les efforts doivent ici être dirigés de manière à employer tous les moyens voulus pour reconstituer la constitution du sang, par conséquent celle des sujets.

Mais pour agir avec discernement et succès, le praticien doit, après s'être bien pénétré de la nature de cette maladie lente, se pénétrer encore de sa tâche longue et pénible, observer soigneusement les indications et contre indications de ses moyens, commandés souvent par des rémittences naturelles à cette affection; suivre pas à pas, la marche de la maladie, et saisir à propos toutes les occasions de seconder les efforts que la nature tend à faire constamment, pour se débarrasser du poids sous lequel elle est sans cesse oppressée.

Je ne saurais trop recommander de patience, et surtout de persévérance dans l'emploi des moyens que je vais indiquer; parce qu'il arrive fort souvent que dans certaines phases de cette maladie, on considère un moment un cheval comme irrévocablement perdu, lorsqu'en insistant sans relâche, malgré cet état inquiétant, on est surpris au bout de peu de jours, de le voir vous présenter une amélioration grandement sensible dans la gravité des symptômes.

Ainsi le traitement portera sur trois indications principales :

Première indication.

Afin de pouvoir parvenir à recomposer avec plus de facilité la masse sanguine appauvrie et surchargée d'éléments étrangers à la nature, il convient de la débarrasser peu-à-peu par de petites saignées périodiques et long-temps soutenues, des mauvais principes qui la constituent, et fournir en revanche, par une nourriture saine, confortable et abondante les matériaux nécessaires à une nouvelle et meilleure régénération de ce fluide.

Par la deuxième,

Il s'agit de seconder par une médication convenable et bien entendue, les efforts que la nature tend constamment à faire pour se dégager de cette faiblesse générale sous laquelle elle est obligée de courber.

Par la troisième,

De soustraire aussitôt les animaux aux influences des causes spéciales, provocatrices et déterminantes sous lesquelles ils ont été ou se trouvent encore, et les placer dans des conditions hygiéniques, convenables à leur état.

Première indication.

Tous les dix jours régulièrement il sera pratiqué à tout cheval morveux, et à jeun, une saignée de trois livres pour les chevaux de cavalerie légère, et de quatre livres pour ceux de grosse cavalerie et artillerie.

Ce jour là l'eau servant à leur boisson sera légèrement dégourdie et blanchie par la farine d'orge. Les jours suivants, elle sera en raison de la saison, ou exposée convenablement au soleil, ou bien, rentrée dans des seaux le matin, pour abreuver les animaux le soir, et le soir pour le matin.

Par cette précaution, on préviendra l'effet toujours funeste des eaux trop vivement froides.

Composition et distribution de la nourriture :

Demi-heure après l'administration du médicament dont il sera parlé dans l'indication suivante, il sera donné aux malades, 2 litres d'avoine; après l'avoine, 2 kilogrammes et demi de foin ; on fera boire ensuite à l'heure convenable, et demi-heure après que les animaux auront bu, il sera donné 3 litres d'avoine; à midi, 2 litres d'avoine, 2 kilos et demi de foin, et un barbotage épais, composé ainsi qu'il suit :

Farine d'orge	2 litres.
Son de froment.	2 litres.
Sel de cuisine.	2 onces.

préalablement dissous dans l'eau nécessaire à opérer ce mélange.

A cinq heures du soir, on fera boire, et demi-heure après, il sera donné 3 litres d'avoine. A sept heures du soir, 2 kilos et demi de foin, et une demi botte de paille de froment pour la nuit.

Nota : toutes ces denrées devront être de première qualité.

Deuxième indication.

1° Tous les matins et les animaux à jeun, le jour de la saignée excepté, il sera administré à chaque malade, le bol suivant.

Hydriodate de potasse, un gros.

Mélasse et poudre de guimauve, quantité suffisante pour en former un bol de la grosseur d'une petite noix.

Tous les quinze à vingt jours, au prorata de l'état des malades on suspendra l'emploi de ce médicament pendant cinq à six jours, pour commencer ensuite de nouveau sur le même pied.

La dose de l'hydriodate de potasse peut, suivant les besoins, être portée jusqu'à deux et trois gros; mais seulement pour les chevaux de haute stature, et d'une très-forte constitution, comme en bon état du reste

Lorsqu'on est obligé de donner cette dose, il ne faut pas la continuer long-temps dans la crainte d'irriter trop fortement l'estomac; car il arrive presque toujours lorsqu'on insiste trop long-temps sur cette dose, que les animaux refusent l'avoine et le foin et attendent avec une vive impatience le barbotage qui leur est donné au repas de midi.

Il faut alors, à ce premier signe d'inappétence, suspendre tout-à-fait pendant deux ou trois jours l'emploi de ce médicament, leur convertir en repas d'avoine en barbotage comme à midi, et remettre pendant quelques jours de suite les animaux à la dose d'un gros, qu'on augmente progressivement suivant les besoins.

Si au bout d'un ou deux mois, les animaux présentent une amélioration appréciable, on fera très-bien de s'en tenir constamment à la dose d'un gros, en ayant soin de laisser quelques jours d'intervalle tous les quinze à vingt jours.

On en fera autant pour le sel de cuisine ajouté au barbotage.

2° Il sera fait sur les glandes sympathiques engorgées, le poil préalablement coupé, deux frictions par jour avec la pommade hydriodique dans les proportions de trois gros d'hydriodate de potasse par once d'axonge. On peut obtenir plus promptement la résolution de ces corps glanduleux par des couches successives d'onguent vésicatoire; mais je me suis toujours infiniment mieux trouvé du premier moyen que j'indique; car une fois disparus par son secours, il est fort rare qu'ils reparaissent de nouveau, ce qui n'a pas toujours lieu lorsqu'on emploie l'onguent vésicatoire. Son action n'est pas d'une aussi sûre durée dans cette circonstance. Ces frictions devront subitement cesser, lorsqu'elles auront produit une douleur assez vive pour que les animaux ne veuillent plus les supporter. Elles seront reprises lorsque les phénomènes se seront dissipés, ce qui a lieu au bout de peu de jours. La même manœuvre continuera et cessera tour-à-tour au prorata de cette indication; mais les frictions ne devront définitivement cesser qu'à l'entière disparition de l'engorgement des glandes.

Quant aux engorgements œdémateux du bas des membres ou du pourtour des articulations, les mêmes frictions seront toujours employées avec succès, en prenant les mêmes précautions.

On reconnaîtra la nécessité de suspendre pour quelques jours seulement l'administration à l'intérieur de l'hydriodate de potasse, à la couleur vermeille de la pituitaire, à la diminution et à la meilleure nature de la matière écoulée par les naseaux, à son changement moins prononcé de viscosité, à son moindre épaississement, à sa moindre adhérence aux bords des naseaux ; comme celle d'en continuer l'usage et même d'en augmenter la dose à la pâleur plus prononcée de la pituitaire, à son infiltration plus grande et à son épaississement plus remarquable. Les malades ont dans ce cas, le regard moins vif, la tête plus lourde et mi-basse, et présentent un état de tristesse qui ne leur est point ordinaire, lorsque déjà pendant la durée du traitement on a obtenu un état d'amélioration sensible.

On sentira aussi le besoin de renouveler sans considération ni négligence aucunes, les petites saignées périodiques, à la pâleur, à l'infiltration, à l'épaississement de la membrane pituitaire, comme aussi à sa trop vive rougeur. Dans ce dernier cas l'usage de l'hydriodate de potasse devra encore être suspendu, jusqu'à ce que la couleur de cette membrane sera plus naturelle.

Je ne saurais trop recommander la plus grande propreté dans les écuries; comme aussi le bon pansement de la main, qui ne sera jamais fait dehors. Les animaux doivent dans cette position maladive être constamment vêtus d'une couverture en laine, dedans comme dehors. Les promenades ou le travail lorsque le temps le permet et lorsque les animaux le peuvent, devront autant que faire se pourra, avoir lieu le matin depuis neuf heures jusqu'à onze, et le soir depuis deux à quatre heures, et toujours à l'exposition solaire autant que possible.

La durée du traitement de cette maladie ne peut être déterminée ; elle est en tout relative à la longanimité des causes qui lui ont donné naissance et dont l'effet plus ou moins prolongé a provoqué et imprimé des lésions organiques plus ou moins profondes; comme aussi à l'époque plus ou moins rapprochée ou éloignée du principe de son développement.

Troisième indication.

Moyens de prévenir le développement de la morve.

Quoique la morve chronique puisse souvent constituer une maladie héréditaire, ce cas étant heureusement extraordinairement fort rare, il ne peut être considéré que comme un cas fortuit, et d'un effet peu répandu.

N'étant point contagieuse on n'a par conséquent rien à craindre d'un virus qui ne saurait exister.

Ainsi il ne s'agit donc ici pour s'en préserver

que de parer et d'éviter toutes les causes qui peuvent y donner lieu, en rentrant dans les règles générales et particulières de l'hygiène.

Pourquoi nos voisins d'outre-Rhin et d'outremer surtout, sont-ils moins victimes que la France de cette maladie? c'est que chez eux tout y est prévu, tout y est calculé, et qu'on y entoure les animaux de tous les soins même les plus minutieux.

Mais sans aller si loin, pourquoi les grands éleveurs des divers départements de la France l'administration des haras par exemple, qui élève et entretient un nombre considérable de chevaux de tous les âges et de différentes races, ne connaît-elle la morve chronique que de nom? c'est que chez elle, comme chez tous ces particuliers, tout y est savamment et heureusement combiné sous tous les rapports, pour le bien-être des chevaux.

Que l'on compare un instant leur hygiène avec celle du cheval militaire, et l'on sera péniblement frappé de leur énorme différence.

Parmi les anciens usages relatifs aux chevaux de l'armée et qui sont encore aujourd'hui en pleine vigueur, qu'il me soit permis d'en signaler quelques-uns qui, à mon avis, sont fort loin d'être en harmonie avec l'hygiène qui devrait leur être appliquée.

Habitations.

Comme on ne pourrait changer totalement la

mauvaise exposition des divers quartiers de cavalerie, il serait néanmoins possible de rendre leur habitation plus saine.

La plupart de ces écuries sont ou basses de sol ou de plafond, d'autres sont sombres et leurs ouvertures trop petites et mal percées, par conséquent se trouvent mal aérées, quelques-unes sont humides, n'ont point d'écoulement facile pour les urines, et toutes en général sont trop populeuses, comparativement à l'espace alloué à chaque cheval.

En effet, messieurs les employés du génie, ordinairement chargés de cette partie du casernement, assignent à chaque cheval un espace de trois pieds, quelquefois un peu plus, ce qui est rare.

1° Chaque cheval militaire, comme tout autre, devrait avoir à l'écurie un espace de cinq pieds.

Il jouirait d'abord des douceurs d'un repos que sur le pied actuel, il ne peut avoir et qui est cependant si essentiellement nécessaire à sa santé; d'un autre coté, et ceci est bien plus essentiel à prendre en considération, se trouvant plus espacés, ils respireraient et absorberaient tous ensemble un air infiniment plus sain qui, lorsqu'il est corrompu, devient la source incontestable d'une foule de maladies et principalement de celle qui nous occupe ici.

2° Partout où les écuries sont basses, n'importe

dans quel sens, le sol devrait en être élevé, et les plafonds par conséquent.

3° Fermer les ouvertures de celles dont l'exposition est mal conçue et en pratiquer de nouvelles beaucoup mieux exposées, comme de beaucoup plus grandes, et en plus grand nombre dans celles qui sont sombres, et où l'on voit souvent à peine clair, même en plein midi.

Mais, généralement, toutes les croisées de ces quartiers ont une hauteur vicieuse. Elles devraient s'étendre toujours jusqu'au niveau des plafonds, afin de faciliter la sortie des émanations gazeuses les plus légères, qui sont retenues en permanence, n'ayant aucune issue possible.

4° Pratiquer des ventilateurs perpendiculaires et coniques, dans toutes les écuries des divers quartiers de cavalerie, même dans celles qui jouissent des meilleures proportions, comme des plus saines expositions; proportionnés en diamètre et en nombre à leur grandeur et étendue, comme à la quantité d'animaux qu'on prétendrait y loger.

5° Renoncer définitivement et pour toujours, à celles qui sont humides, surtout lorsqu'elles se trouvent placées dans des localités où la température y est par la force des choses, froide et humide en même temps; comme aussi à celles dont les eaux sont reconnues mauvaises.

Pansement de la main.

Pour rendre la surveillance plus commode, le pansage se fait souvent dehors par des temps inopportuns et dans des expositions dangereuses. Qu'on considère et qu'on conçoive les dangers de cette transition brusque, et l'on sentira la nécessité de supprimer cet abus presque général; car les animaux sortant des écuries où la température y est nécessairement beaucoup trop élevée à cause du grand nombre des animaux qu'on y entasse, entrant tout-à-coup et y restant en repos plus ou moins long-temps, en raison des besoins, dans une atmosphère beaucoup plus basse, se trouvent saisis par son impression et contractent des toux, des catarrhes, qui sous de telles influences, donnent souvent lieu à la morve, au farcin, etc.

Du reste, le pansement de la main est loin d'être, en France, tout ce qu'il devrait être; les animaux n'y sont point entourés de tous les soins qu'ils réclament.

L'étrille ne devrait avoir d'autre usage que celui de nettoyer la brosse.

Travail.

6° Le travail devraitaussi éprouver plusdc régularité ; il ne devait jamais se faire par accoup, ce qui a malheureusement lieu presque toujours, ou du moins dans la majorité des cas.

Nourriture.

7° Loin de ne donner pour nourriture au cheval militaire que des aliments du second ordre, ce qui donne aux fournisseurs la latitude d'en livrer la plus mauvaise composition possible, par la manutention qu'ils opèrent dans les magasins ; les chevaux de troupes ne devraient manger que des substances de première qualité et aussi en plus grande quantité, leur ration étant déjà trop exiguë.

En suivant ces préceptes on éviterait les pertes considérables qu'on éprouve annuellement en chevaux.

Ce surcroît de dépense, qui au fait n'en serait pas un du tout, ne peut en aucun sens leur être comparé. Or rien ne peut s'y opposer, les éléments sont là, la France les possède à peu près partout.

Ces quatre points généraux devraient faire, selon moi, l'objet d'un réglement nouveau, particulier à chacun d'eux.

C'est ainsi que, dans sa racine même, on parviendrait à l'avance à extirper ce mal affreux ; car s'il est déjà un grand bien d'avoir pu trouver les moyens de guérir cette maladie lorsqu'elle est une fois déclarée, il en est un bien plus grand encore et qui mérite surtout toute l'attention du gouvernement, c'est celui de la prévenir par tous les moyens qu'il a en son pouvoir : c'est là que reposent les bases du traitement préservatif.

Ainsi, cette affection pouvant se développer partout, et de préférence dans les climats froids et humides à la fois, quoique produite évidemment fort souvent par des causes différentes, je préviens, qu'entraînant partout les mêmes conséquences, le traitement que je viens d'indiquer lui est en tous lieux applicable, sauf à un chacun à en paralyser les causes quelles qu'elles soient.

Je supplie maintenant en particulier mes nombreux et honorables collègues, de me pardonner certaines digressions, comme certains détails peut-être fastidieux pour eux ; mais je les prie de considérer que n'ayant pas écrit pour eux seuls, j'ai dû, dans l'intérêt général des éleveurs et de tous les propriétaires de chevaux, ne pas les omettre, attendu que la plupart se trouvent, par l'éloignement de la résidence des vétérinaires, privés de leur secours.

En résumé, en France, comme partout, il deviendra facile désormais d'arrêter les ravages de cette cruelle maladie qui décime annuellement les régiments, et fait périr à elle seule plus de chevaux que toutes les autres maladies réunies ; en suivant les préceptes que je viens d'indiquer, en écoutant les conseils des hommes compétents en hygiène générale et particulière, qu'on dédaigne souvent d'entendre parce qu'ils sont, dans l'armée, placés dans une position obscure qui n'est plus en rapport avec leurs talents et leurs connaissances, position décourageante qui les prive du rang social militaire auquel ils ont droit à tant de titres.

Je veux parler de cette classe honorable d'hommes laborieux et instruits, de ces vétérinaires qui travaillent sans cesse avec tant de zèle, de patience, et surtout de persévérance à la conservation des chevaux de l'armée, par conséquent si utiles, si indispensables à la prospérité de notre cavalerie.

Ce serait sans doute pour eux qui comprennent et sentent tout leur mérite, par les services éminents qu'ils sont à même de rendre, le plus puissant de tous les encouragements ; le seul peut-être auquel ils aspirent en vain depuis long-temps.

S'il en était autrement ordonné, ne se trouvant plus ravalés, humiliés même parfois par des hommes à qui le hasard, plutôt que les talents, a donné un rang supérieur à celui qui leur est assigné, leurs conseils lumineux seraient favorablement accueillis et employés d'une manière profitable aux intérêts de l'État.

Puissent-ils au jour le plus prochain, voir enfin se réaliser le plus constant et le plus grand de tous leurs vœux, comme celui de leurs plus chères espérances !

Mais en définitive, si l'administration de la guerre ne s'empresse d'abattre l'hydre sans cesse renaissante de la vieille routine et des anciens abus consacrés par l'usage, relativement à l'hygiène des chevaux militaires, elle ne doit jamais compter d'empêcher le développement de la morve chronique dans les régiments.

Puisse le résultat de mes recherches sur cette maladie, tourner au profit de mon pays, et lui devenir d'une utilité générale !

Mon but sera rempli.

FIN.

www.ingramcontent.com/pod-product-compliance
Ingram Content Group UK Ltd.
Pitfield, Milton Keynes, MK11 3LW, UK
UKHW021008180726
13838UKWH00003B/1486